Isabella Altamirano
Elías Dubón
Alexander Jacomino

Bioenergia e saúde pública

Isabella Altamirano
Elías Dubón
Alexander Jacomino

Bioenergia e saúde pública

Biopoder e gestão da saúde pública

ScienciaScripts

Imprint

Cover image: www.ingimage.com

This book is a translation from the original published under ISBN 978-613-9-46839-3.

Publisher:
Sciencia Scripts
is a trademark of
Dodo Books Indian Ocean Ltd. and OmniScriptum S.R.L publishing group

120 High Road, East Finchley, London, N2 9ED, United Kingdom
Str. Armeneasca 28/1, office 1, Chisinau MD-2012, Republic of Moldova, Europe
Managing Directors: Ieva Konstantinova, Victoria Ursu
info@omniscriptum.com

Printed at: see last page
ISBN: 978-620-8-50887-6

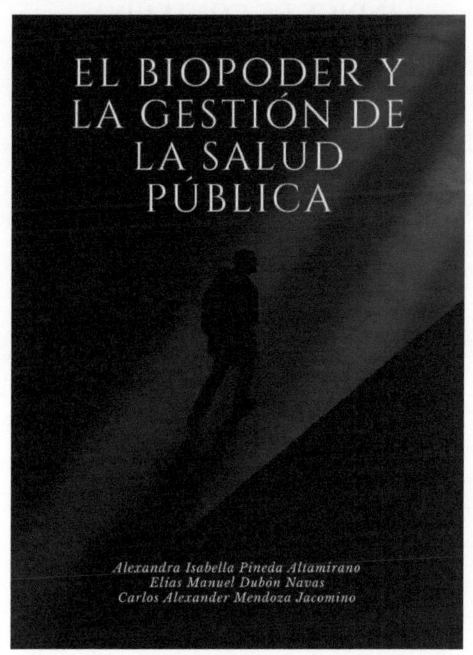

BIOPOTÊNCIA E GESTÃO DA SAÚDE PÚBLICA

ÍNDICE DE CONTEÚDOS

PREÂMBULO

Nas últimas décadas, a humanidade assistiu a avanços significativos na área da saúde pública, desde a erradicação de doenças ao desenvolvimento de tecnologias capazes de monitorizar e prever surtos epidémicos. No entanto, estes avanços têm sido acompanhados de desafios éticos e políticos que questionam os limites da intervenção do Estado na vida das pessoas. A pandemia da COVID-19, por exemplo, não só pôs à prova os sistemas de saúde em todo o mundo, como reacendeu os debates sobre a vigilância, a autonomia individual e o poder do Estado em tempos de crise sanitária.Neste contexto, o conceito de biopoder, desenvolvido pelo filósofo Michel Foucault, surge como uma ferramenta crucial para analisar as dinâmicas entre poder, saúde e vida. O biopoder refere-se ao conjunto de práticas através das quais as autoridades regulam a vida biológica da população, utilizando a saúde pública como um meio de exercer controlo e gerir riscos. Embora este poder seja essencial para proteger as comunidades, também levanta questões fundamentais: até que ponto pode o Estado intervir na vida dos indivíduos? O que acontece quando as políticas de saúde afectam direitos como a privacidade, a liberdade ou a autonomia? E, sobretudo, como garantir que o biopoder é exercido de forma justa e equitativa? Este livro aprofunda estas questões, oferecendo uma reflexão aprofundada e acessível sobre a forma como o biopoder influencia a gestão da saúde pública. Com uma abordagem clara e estruturada, o livro aborda os fundamentos teóricos do biopoder, a sua aplicação prática em contextos de pandemia e vacinação, os dilemas éticos associados e o impacto das novas tecnologias na vigilância da saúde. O leitor encontrará aqui uma análise que não é apenas relevante para académicos ou profissionais de saúde, mas também para qualquer pessoa interessada em compreender como são tomadas as decisões que afectam as suas vidas e o seu bem-estar. Num mundo em que as crises sanitárias são cada vez mais frequentes, é fundamental fomentar uma cidadania informada e crítica que participe ativamente na construção de políticas de saúde justas e respeitadoras dos direitos humanos. Como autora deste prefácio, congratulo-me com a publicação deste livro pela sua clareza, profundidade e compromisso com um tema que, embora complexo, é indispensável para a compreensão das dinâmicas contemporâneas da saúde pública, convidando o leitor a entrar nestas páginas com o espírito aberto e crítico, consciente de que o biopoder não é apenas um conceito teórico, mas uma realidade que influencia o nosso quotidiano e as decisões que definem o bem-estar das gerações futuras.

INTRODUÇÃO

A saúde pública é um dos pilares fundamentais para o desenvolvimento e bem-estar de qualquer sociedade. Ao longo da história, os Estados têm desempenhado um papel crucial na proteção e promoção da saúde dos seus cidadãos, implementando diversas estratégias para controlar as doenças, melhorar o acesso aos serviços de saúde e promover comportamentos saudáveis. No entanto, no exercício deste poder, existe uma complexa intersecção entre o bem-estar coletivo e a autonomia individual. Este conceito de intervenção do Estado na saúde da população, definido por Michel Foucault como "biopoder", tornou-se um foco de análise para compreender como a vida das pessoas é gerida e regulada em nome da saúde pública.O termo biopoder refere-se a um conjunto de técnicas e práticas através das quais o Estado regula e monitoriza a vida dos seus cidadãos com o objetivo de manter a saúde da sociedade como um todo. Esta regulação vai desde a implementação de campanhas de vacinação e promoção de hábitos saudáveis, até à imposição de quarentenas e restrições de mobilidade em situações de emergência sanitária. Através do biopoder, os governos têm a capacidade de influenciar as decisões dos indivíduos sobre os seus próprios corpos e saúde, um poder que é necessário para conter e mitigar as ameaças à saúde, mas que também levanta questões éticas sobre os limites da intervenção do Estado e o respeito pelos direitos individuais.A pandemia de COVID-19 pôs em evidência a importância e a complexidade do biopoder na gestão da saúde pública. Medidas como o confinamento, o rastreio de contactos e a vacinação obrigatória foram implementadas por governos de todo o mundo para proteger as populações. No entanto, estas políticas também desencadearam intensos debates sobre a autonomia pessoal, a privacidade e a vigilância. Neste contexto, é fundamental refletir sobre a forma como o biopoder pode ser exercido de forma ética e equitativa, garantindo o bem-estar coletivo sem transgredir os direitos individuais. Este livro aborda a aplicação do conceito de biopoder na saúde pública, com particular incidência nos desafios éticos, tecnológicos e de direitos humanos que emergem em situações de crise sanitária. Através de uma análise detalhada, exploramos a forma como o biopoder influencia a política de saúde, como as novas tecnologias digitais expandem a capacidade de monitorizar e vigiar a saúde, e como o biopoder pode ser utilizado como uma ferramenta para monitorizar e vigiar a saúde da população. e controlo, e quais são os limites éticos destas práticas num contexto de direitos individuais. O objetivo deste livro é fornecer uma visão abrangente das implicações do biopoder na saúde pública, para oferecer ferramentas de reflexão e análise que permitam aos leitores compreender a complexa dinâmica entre a autoridade do Estado, a proteção da saúde e o respeito pela autonomia. O livro está estruturado em oito capítulos, organizados de forma a que o leitor seja progressivamente introduzido nos aspectos teóricos do biopoder. Os primeiros capítulos definem o conceito de biopoder e examinam a sua aplicação nas políticas de saúde pública, a partir de uma abordagem histórica do seu papel na modernidade. Em seguida, são abordados os dilemas éticos e os direitos humanos que surgem na prática do biopoder, bem como o impacto das novas tecnologias no controlo e na vigilância da saúde. Finalmente, os últimos capítulos exploram as implicações do biopoder num contexto globalizado e os desafios futuros que a saúde pública enfrenta no contexto das alterações climáticas e do progresso tecnológico. Ao longo desta análise, procuramos sublinhar a importância de uma gestão responsável e equilibrada do biopoder na saúde pública. Só através de uma governação transparente e ética é que este poder pode ser utilizado para promover o bem-estar sem comprometer a liberdade e a dignidade dos indivíduos. Este livro, destinado a estudantes, profissionais de saúde, académicos e a todos os interessados em compreender os fundamentos e os desafios da saúde pública moderna, oferece um espaço de reflexão sobre como construir sociedades saudáveis e justas num mundo cada vez mais complexo.

CAPÍTULO 1
ORIGENS E TEORIA DO BIOPODER

Introdução ao conceito de biopotência

Foucault define o biopoder como o conjunto de mecanismos através dos quais o poder tenta otimizar a vida e os corpos dos indivíduos e das populações. Ao contrário do poder soberano, que era exercido através da punição ou eliminação da vida, o biopoder centra-se na gestão da vida através de estratégias de regulação. Além disso, é importante considerar a forma como o biopoder tem sido influenciado pelas mudanças sociais e políticas. A globalização e o avanço tecnológico transformaram a dinâmica do poder, permitindo novas formas de controlo através de dados e da vigilância digital. O biopoder surgiu como um conceito crucial para compreender a dinâmica do poder na nossa sociedade contemporânea e refere-se à forma como as instituições políticas e sociais regulam e gerem a vida dos indivíduos e das populações. Para Foucault, o biopoder centra-se na vida, no cuidado da vida, na gestão da vida. Esta perspetiva leva-nos a considerar como o poder se manifesta não só através da repressão, mas também através da otimização e do controlo da existência humana. O biopoder difere das formas tradicionais de poder, que se baseiam na coerção e na dominação. Em vez de se centrar na proibição, o biopoder preocupa-se com a regulação e a gestão da vida. Neste sentido, pode ser entendido como um poder que se exerce sobre o corpo e a saúde das pessoas, em que os governos e as instituições que procuram influenciar aspectos como as taxas de natalidade, a saúde pública e o bem-estar social conduziram a uma reconfiguração das relações de poder, em que a gestão da vida quotidiana se torna uma prioridade. À medida que as sociedades foram evoluindo, o biopoder foi assumindo novas dimensões. Nos contextos contemporâneos, vemos como as tecnologias, as políticas de saúde e as normas sociais se entrelaçam para formar uma teia de controlo que afecta a população. Como refere Agamben (2024), o biopoder produz uma nova relação entre vida e poder, o que implica que a própria vida se torna um objeto de regulação e gestão. Este fenómeno deu origem a um amplo debate sobre a liberdade individual, a ética e a responsabilidade social. O conceito de biopoder, portanto, convida a uma reflexão sobre o papel do Estado e de outras instituições na vida dos cidadãos. É fundamental compreender que, embora o biopoder procure promover o bem-estar e a saúde, também pode dar origem a práticas de controlo e vigilância que limitam a autonomia individual. Isto levanta questões sobre o equilíbrio entre o cuidado com a vida e o respeito pela liberdade pessoal. Explorar estas tensões é essencial para uma compreensão crítica da biopolítica atual.

Michel Foucault e a biopolítica

Foucault apresenta a biopolítica como uma forma de gestão da vida ao nível das populações. Esta forma de poder centra-se na saúde, na sexualidade e na reprodução, e é um instrumento de controlo estatal que procura maximizar a capacidade do Estado para controlar a população e o bem-estar da sociedade.

Na sua obra "História da Sexualidade" Foucault explica como a partir do século XVIII, o poder se orientou para a vida, transformando a relação entre o indivíduo e o Estado, o poder tornou-se mais produtivo do que repressivo; implicando assim que, mais do que simplesmente impor restrições, o poder procura criar e regular as condições de vida (Campos, 2010).

A biopolítica centra-se nas estratégias utilizadas pelos governos para gerir a saúde, a natalidade e o bem-estar da população. Foucault refere que esta forma de poder se manifesta em instituições como hospitais, escolas e prisões, onde são implementadas práticas que procuram otimizar a vida das pessoas. Esta gestão da vida não é neutra, é influenciada por ideologias e valores que podem perpetuar desigualdades e exclusões. Esta tendência está intimamente relacionada com a ascensão do capitalismo e da modernidade. Neste contexto, o controlo sobre a vida torna-se um aspeto crucial da produção económica. Como refere Oñate (2012), a biopolítica torna-se um mecanismo regulador que procura maximizar a produtividade da população. Essa intersecção entre poder, economia e vida evidencia a complexidade das relações sociais na modernidade. A análise de Foucault também levanta importantes questões éticas. Ao centrar-se na vida como um objeto de gestão, corre-se o risco de desumanizar os indivíduos, tratando-os como meros recursos dentro de um sistema. Por conseguinte, é essencial questionar a forma como estas práticas biopolíticas são implementadas e quais as implicações que têm para a autonomia e dignidade das pessoas. A obra de Foucault convida-nos a refletir sobre a responsabilidade das instituições na formação das vidas humanas.

O biopoder na modernidade e a gestão da vida

Foucault defende que, a partir do século XVIII, as instituições passaram a centrar-se não só na soberania política, mas também na gestão da própria vida, implicando uma mudança no paradigma do poder. Esta abordagem centra-se no poder sobre os corpos e as populações, onde o Estado assume um papel ativo na promoção da saúde e do bem-estar. Desde essa data, o biopoder está enraizado nos sistemas de saúde pública, onde as políticas de controlo da doença, higiene e controlo da natalidade são centrais. Ao longo do tempo, estas políticas foram integradas nas estruturas governamentais para regular a vida humana e encorajar a "melhoria" das populações. Na modernidade, este conceito tem-se manifestado de formas diversas e complexas, sobretudo no domínio das políticas de saúde e do controlo social. As instituições estatais têm adotado abordagens que procuram otimizar a vida da população, mas também têm sido responsáveis por práticas de exclusão e marginalização. Como refere Esposito (2012), o biopoder é apresentado como uma forma de poder que gere tanto a vida como a morte, revelando a ambivalência inerente a este conceito.

A educação também tem sido influenciada pelo biopoder, uma vez que as instituições educativas desempenham um papel crucial na formação dos indivíduos para se conformarem às normas sociais e económicas. Como salientam García e González (2015), a educação moderna procura não só transmitir conhecimentos, mas também moldar comportamentos e atitudes que se alinham com os interesses do Estado. Esta função da educação evidencia a forma como o biopoder se infiltra em todas as esferas da vida social, regulando não só a saúde, mas também as formas de estar e atuar na sociedade. É importante considerar as implicações éticas e políticas do biopoder na modernidade. À medida que as instituições procuram gerir a vida das pessoas, é necessária uma análise crítica que questione a dinâmica do poder e do controlo. A biopolítica, portanto, não deve ser vista apenas como um instrumento de gestão, mas também como um campo de resistência e transformação.

CAPÍTULO 2

A SAÚDE PÚBLICA E O PAPEL DO ESTADO NA GESTÃO DA VIDA

Definição de saúde pública e sua evolução

A saúde pública é a disciplina que se centra na prevenção de doenças, na promoção da saúde e no prolongamento da vida através de esforços organizados pela sociedade. Evoluiu da simples erradicação das doenças para a complexa gestão dos riscos e do bem-estar. De acordo com Muñoz (2000), as funções essenciais da saúde pública incluem não só a prevenção de doenças, mas também o acesso equitativo aos serviços de saúde. Isto implica que o Estado deve adotar uma abordagem pró-ativa para tratar os determinantes sociais da saúde, como a pobreza, a educação e o acesso aos serviços básicos.

A evolução da saúde pública tem sido marcada por diferentes paradigmas ao longo da história. Desde as suas origens em práticas rudimentares de higiene e saneamento nas civilizações antigas, até ao desenvolvimento de sistemas mais complexos no século XX, a saúde pública tem vindo a adaptar-se às necessidades de mudança das populações (González, 2018). Neste sentido, o século XIX foi um período crucial em que começaram a ser implementadas políticas de saúde mais sistemáticas, impulsionadas pelo crescimento urbano e pelas epidemias que afectaram as cidades.

Em 1946, a Organização Mundial de Saúde (OMS) definiu a saúde como um estado de completo bem-estar físico, mental e social, o que alargou significativamente o conceito para além da mera ausência de doença (OMS, 1946). Esta definição contemporânea sublinha a importância do contexto social e ambiental em que uma pessoa vive. A saúde pública moderna não se centra apenas nas intervenções médicas, mas também em factores determinantes como a educação, o acesso a serviços básicos e as condições socioeconómicas.

A saúde pública também evoluiu para incluir abordagens intersectoriais que reconhecem que muitos factores influenciam a saúde. Por exemplo, o acesso a uma habitação adequada, à educação e ao emprego é essencial para obter resultados positivos em termos de saúde (Crawford, 2006).

O papel do Estado na saúde da população

O Estado assume um papel central na saúde pública através de políticas e regulamentação. Com a adoção do biopoder, o Estado assume a responsabilidade de gerir os recursos de saúde e garantir o bem-estar da sua população, investindo em infra-estruturas médicas, campanhas preventivas e programas de controlo de doenças. O direito à saúde é um componente essencial da política pública que reflecte o exercício do biopoder. A Organização Mundial da Saúde OMS (2017) define saúde não apenas como a ausência de doenças, mas como um estado completo de bem-estar físico, mental e social. Isso implica que as políticas públicas devem ir além do tratamento médico e incluir intervenções sociais que promovam um ambiente saudável. Neste sentido, o biopoder manifesta-se quando o Estado regula aspetos como a alimentação, a habitação e a educação para melhorar a saúde geral da população.

O Estado tem a capacidade de implementar leis e regulamentos que têm um impacto direto sobre os determinantes sociais da saúde. Por exemplo, as políticas relacionadas com o saneamento ambiental, o controlo do tabaco ou a promoção de actividades físicas são exemplos claros do papel do Estado na influência de comportamentos saudáveis (López, 2014). Estas acções são essenciais para prevenir doenças e promover um ambiente saudável para todos os cidadãos.

É importante que o Estado coordene os esforços dos diferentes sectores para resolver problemas complexos relacionados com a saúde. A colaboração entre os ministérios, as organizações não governamentais e as comunidades é vital para implementar programas eficazes que respondam às necessidades locais, razão pela qual esta abordagem intersectorial permite uma resposta mais abrangente aos desafios da saúde.

Um financiamento adequado é outro aspeto fundamental do papel do Estado. O investimento em infra-estruturas de saúde e em programas preventivos é essencial para garantir um sistema de saúde eficiente e acessível; no entanto, os recursos são frequentemente limitados, o que coloca desafios significativos aos governos para darem prioridade a intervenções que maximizem os benefícios para a população.

Legislação e políticas públicas para a saúde

As leis de saúde pública e as políticas governamentais são instrumentos essenciais do biopoder. Estas políticas vão desde a regulamentação da higiene até à implementação de campanhas de vacinação, definindo a direção da intervenção do Estado na vida dos cidadãos.

A legislação é uma componente essencial da gestão da saúde pública. A legislação estabelece um quadro normativo que orienta as acções do Estado e define os direitos e as responsabilidades do governo e dos cidadãos em matéria de saúde. Por exemplo, a Lei Geral de Saúde da Nicarágua estabelece princípios fundamentais sobre o direito de gozar e preservar a saúde (Asamblea Nacional de Nicaragua, 2007). Esta lei regula as acções relacionadas com a promoção, prevenção e recuperação da saúde. As políticas públicas são os instrumentos através dos quais estas leis são implementadas. Através de políticas bem concebidas, os governos podem abordar problemas específicos, tais como doenças infecciosas ou crónicas, garantindo assim uma resposta adequada às necessidades de saúde, uma vez que a formulação e implementação eficazes de políticas requerem uma análise constante do seu impacto na população. A participação dos cidadãos permite que as políticas reflictam verdadeiramente as necessidades e as prioridades das comunidades, razão pela qual é necessário fomentar uma cultura de participação em que os cidadãos possam ter o poder de exigir melhores condições de saúde e maior atenção por parte do Estado. No entanto, existem desafios significativos a nível da implementação. A falta de recursos financeiros ou humanos pode limitar seriamente os esforços para traduzir políticas eficazes em acções concretas. Um fator essencial é a avaliação contínua destas políticas para garantir que estão a atingir os seus objectivos e ajustá-las conforme necessário.

CAPÍTULO 3

BIOPODER E CONTROLO SOCIAL NA SAÚDE PÚBLICA

Instrumentos de monitorização na saúde pública

Os instrumentos de controlo incluem os registos médicos, a vigilância epidemiológica e as campanhas de vacinação. Através do , o Estado estabelece um sistema de vigilância que lhe permite responder às ameaças à saúde pública. Foucault refere que o controlo social é exercido através de normas e regulamentos que procuram moldar comportamentos considerados saudáveis. Por exemplo, as campanhas anti-tabaco ou os programas de promoção de estilos de vida saudáveis reflectem esta dinâmica.

As estratégias utilizadas para exercer este controlo incluem incentivos e sanções. A promoção de hábitos saudáveis pode ser acompanhada de políticas restritivas que limitam comportamentos considerados prejudiciais à saúde pública (Rosenberg e Kahn, 2011). No entanto, estas medidas podem gerar debates éticos sobre até que ponto é aceitável que o Estado intervenha nas escolhas pessoais.

A ação em matéria de saúde pública é determinada por dois grandes circuitos, o da informação e o das decisões ou o da produção e utilização dos dados. O primeiro centra-se na definição do problema, na seleção das prioridades de informação necessárias para o enfrentar e na recolha de dados (de onde, de quem e de forma sistemática). A análise dos dados e a sua interpretação serão os elementos finais para poder elaborar relatórios e recomendações específicas que serão enviados à autoridade sanitária, no nosso caso a nível regional (se se tratar de um problema regional) ou a nível nacional se for necessária uma intervenção a nível estatal.

A utilização das tecnologias da informação para melhorar a gestão da saúde permite um acompanhamento mais eficaz dos dados de saúde, facilitando a comunicação entre os diferentes níveis do sistema de saúde. Isto não só melhora a resposta às emergências de saúde, como também optimiza a utilização dos recursos, permitindo uma afetação mais precisa de acordo com as necessidades detectadas.

Biopoder no controlo de doenças infecciosas

As doenças infecciosas representam uma ameaça que justifica o exercício do biopoder. Para minimizar a sua propagação, o Estado regula o comportamento dos cidadãos, controlando a circulação, impondo medidas sanitárias e promovendo a vacinação. A gestão do biopoder implica também uma normalização dos comportamentos sociais em matéria de saúde. As campanhas preventivas não só informam sobre os riscos, mas também moldam as atitudes em relação a práticas consideradas saudáveis ou não saudáveis. Este processo pode levar a uma interiorização por parte do indivíduo, que começa a regular o seu próprio comportamento de acordo com as normas sociais impostas a partir de cima. Assim, o biopoder actua não só como um mecanismo coercivo, mas também como um modelo normativo que procura criar uma população saudável de uma perspetiva económica e política.

No domínio das doenças infecciosas, algumas doenças em particular têm um impacto importante na saúde pública e geram bolsas significativas de incapacidade, como a infeção pelo VIH, a hepatite e a gripe. A infeção pelo VIH evoluiu muito favoravelmente graças aos novos tratamentos, aumentando consideravelmente a sobrevivência e a qualidade de vida. No entanto, há indícios de uma evolução mais desfavorável das co-infecções, como a hepatite C. Há também aumentos da incidência e da incapacidade relacionados com outras causas comuns à população em geral. Como consequência da sobrevivência, a prevalência de pessoas vivas e infectadas pelo VIH está a aumentar constantemente, pelo que o peso da doença e da incapacidade, bem como os custos laborais e sociais, estão a aumentar. Seria interessante estabelecer linhas de colaboração para avaliar o impacto desta patologia na incapacidade e na invalidez.

É importante considerar como o biopoder está interligado com as indústrias farmacêutica e biotecnológica. Estas indústrias operam no quadro do biopoder ao desenvolverem tratamentos e vacinas que são essenciais para o controlo das doenças infecciosas. No entanto, isto também levanta questões sobre a ética subjacente ao acesso equitativo a estes produtos e sobre a forma como as decisões comerciais podem influenciar as políticas públicas relacionadas com a saúde.

Sistemas de vigilância e medicina preventiva

Os sistemas de vigilância, como os registos de imunização e as bases de dados de saúde, permitem aos governos recolher informações sobre a saúde da população e constituem um recurso fundamental para a prevenção de surtos. O termo "vigilância" refere-se a um estado de alerta e a uma resposta adequada à saúde de um indivíduo por parte dos prestadores de serviços em instituições de cuidados de saúde, o que requer observações sistemáticas e orientadas para a tomada de decisões relativamente a medidas concretas a implementar para a prevenção, cuidados médicos e reabilitação da saúde. No entanto, o termo "vigilância da saúde" ou vigilância da saúde pública é atualmente utilizado para designar o estado de saúde da população, o que implica a procura sistemática de informações, a sua análise e interpretação sobre o comportamento dos eventos de saúde na população, os factores de risco e os determinantes que os condicionam, a fim de participar no processo de tomada de decisões destinadas a melhorar a saúde da população em causa. Esta definição implica e determina que o elo final da cadeia de vigilância é a utilização dos dados e da informação para a promoção da saúde, a prevenção e o controlo das doenças e dos seus factores de risco. Confirma algo que é essencial no processo: a vigilância sem análise imediata e sem propostas alternativas e atempadas de ação para corrigir os desvios identificados ou contribuir para os mesmos, não é vigilância e perde a propriedade como função essencial dentro da prática da saúde pública.

A vigilância é informação para a ação, é um componente necessário e estratégico tanto para o desenvolvimento como para a sustentabilidade dos sistemas e serviços de saúde; é a "pedra angular" da prática da saúde pública e uma função essencial, segundo a OPAS, da qual derivam as acções estratégicas necessárias para contribuir para a realização do seu objetivo central, que é também a finalidade da saúde pública: melhorar a saúde das populações (Rodríguez, 2014).

O desempenho dos serviços de saúde e a satisfação dos utentes e prestadores de serviços, no contexto da influência dos determinantes identificados e estudados nas diferentes regiões, contribuem substancialmente para o estabelecimento de prioridades e objectivos de atuação aos diferentes níveis do sistema de saúde, contribuindo com a sua informação atempada para que os PAÍSES OU REGIÕES PREVENAM E ORGANIZEM AS SUAS RESPOSTAS A SITUAÇÕES EPIDÉMICAS DE DOENÇAS OU CATÁSTROFES E NA PROMOÇÃO DA SAÚDE E PREVENÇÃO DE DOENÇAS CRÓNICAS. DECISÕES ADEQUADAS E ATEMPADAS PODEM SALVAR VIDAS HUMANAS E PRESERVAR ANOS DE VIDA SEM INCAPACIDADES, BEM COMO CONTRIBUIR PARA REDUZIR OS CUSTOS DE TRATAMENTO DO PROBLEMA DE SAÚDE EM QUESTÃO, INFLUENCIANDO POSITIVAMENTE A REDUÇÃO DO SEU IMPACTO SOCIAL E ECONÓMICO.

CAPÍTULO 4

O BIOPODER EM CONTEXTOS DE PANDEMIA

A pandemia de COVID-19: um caso contemporâneo

A pandemia de COVID-19 tem sido um fenómeno global que tem evidenciado a dinâmica do biopoder na gestão da saúde pública. Este conceito, desenvolvido por Michel Foucault, refere-se às formas como os governos exercem controlo sobre a saúde pública. sobre a vida das pessoas, especialmente em situações de crise sanitária. Durante a pandemia, foram implementadas medidas extremas como o confinamento, as restrições de mobilidade e as vacinações obrigatórias, reflectindo uma utilização intensificada do biopoder. Estas intervenções foram justificadas pela necessidade de proteger a saúde pública, mas também suscitaram debates sobre a ética e os limites do controlo do Estado sobre os corpos individuais. O medo do contágio tem sido um poderoso fator de aceitação destas medidas. A perceção do risco levou muitas pessoas a aceitar restrições que, em circunstâncias normais, poderiam ser consideradas inaceitáveis. Este fenómeno pode ser entendido como uma normalização do biopoder, em que medidas excepcionais se tornam práticas quotidianas. A crise sanitária gerou um estado de emergência que permitiu aos governos alargar a sua autoridade e supervisão sobre a população, levantando questões sobre o futuro das liberdades individuais e dos direitos humanos em contextos de crise.

A resposta à pandemia revelou também desigualdades estruturais no acesso à saúde e aos recursos de saúde. As comunidades mais vulneráveis foram afectadas de forma desproporcionada pelo vírus e tiveram menos acesso a tratamentos e vacinas. Este facto evidencia como o biopoder não é exercido apenas através de políticas de saúde, mas também através de decisões que reflectem interesses económicos e políticos. A gestão da pandemia demonstrou que o controlo social não é apenas uma questão de saúde pública, mas também um reflexo das dinâmicas de poder na sociedade.A pandemia de COVID-19 suscitou um debate sobre a ética do biopoder, e as decisões tomadas pelos governos durante esta crise foram objeto de críticas e análises de várias perspectivas filosóficas e éticas. Questiona-se se os fins justificam os meios quando se trata de proteger a saúde pública. Este dilema ético é fundamental para compreender a forma como o biopoder foi exercido durante a pandemia e quais as suas implicações para o futuro da política de saúde e para o respeito pelos direitos individuais.

Quarentena, confinamento e medidas de confinamento

Durante a pandemia, as quarentenas e o confinamento obrigatório limitaram as liberdades individuais em nome do bem comum, intensificando o biopoder como instrumento para reduzir o risco de contágio. Segundo Muñoz (2000), as decisões tomadas durante as pandemias podem refletir tanto um compromisso com a saúde pública como um exercício de biopoder que pode limitar as liberdades individuais. Durante a pandemia de COVID-19, por exemplo, muitos governos aplicaram medidas drásticas, como o confinamento obrigatório e as restrições às reuniões públicas.As democracias representativas ocidentais entraram numa crise profunda e a luta contra a atual pandemia de COVID-19 conduziu gradualmente à redução ou mesmo à supressão de elementos tradicionalmente ligados à vida democrática. A restrição das liberdades pelo confinamento, o passe sanitário, a obrigação de usar máscaras nos espaços públicos, o esbatimento cada vez mais intenso da distinção entre vida privada e vida pública, a aplicação de medidas de vigilância e controlo em nome da segurança sanitária e da segurança em geral, estão a atingir um limiar preocupante.Estes fenómenos são bem conhecidos e identificados como tal, embora as autoridades que aplicam as medidas correspondentes os justifiquem alegando que são excepcionais e temporários. "Depois, tudo voltará a ser como dantes", prometem. É uma forma de homenagear aqueles que denunciam uma grave perturbação da democracia devido ao aparelho de proteção utilizado aparentemente apenas contra o vírus. O gigantismo, a conivência dos diferentes poderes nas organizações internacionais, a recusa de considerar outros instrumentos e técnicas de tratamento médico, o ódio aos que propõem outras análises e perspectivas, abrem a questão, que parece inevitável, de saber se a segurança perseguida não é exclusiva ou verdadeiramente "saúde", mas politicamente "segurança" (Mengue, 2022).

Gestão da informação e gestão da perceção pública

A gestão da informação foi crucial durante a pandemia. As campanhas de comunicação do Estado desempenharam um papel central na orientação do comportamento da população, na gestão da perceção do risco e na promoção do cumprimento das medidas sanitárias. A gestão da informação durante a pandemia foi crucial para moldar a perceção pública da COVID-19. Desde o início do surto, a quantidade avassaladora de informação disponível levou ao que é conhecido como "infodemia", um termo cunhado pela Organização Mundial de Saúde para descrever a rápida disseminação de informações erróneas ou confusas relacionadas com o vírus. Esta situação complicou os esforços para comunicar eficazmente as medidas preventivas e os riscos associados à infeção. A falta de clareza das mensagens oficiais gerou desconfiança entre a população e as autoridades sanitárias. Uma gestão eficaz da informação exige uma coordenação adequada entre os diferentes actores envolvidos na resposta sanitária. Estes incluem os governos, as organizações não governamentais, os meios de comunicação social e as comunidades locais. Durante a pandemia, alguns países conseguiram criar plataformas eficazes para a partilha de informações relevantes e actualizadas sobre a COVID-19, o que facilitou uma resposta mais ágil e eficaz ao vírus. No entanto, outros enfrentam desafios significativos devido à falta de coordenação ou a políticas restritivas que limitam o livre fluxo de informações. A perceção pública do risco também foi influenciada pela forma como são apresentadas as informações sobre a COVID-19. Estudos demonstraram que uma comunicação clara e transparente pode aumentar a confiança nas autoridades de saúde e incentivar comportamentos preventivos entre a população. Por outro lado, mensagens contraditórias ou alarmistas podem levar a um aumento da ansiedade e da resistência em seguir as recomendações de saúde. Assim, uma gestão adequada da informação é crucial não só para controlar o , mas também para manter um equilíbrio emocional na sociedade.

CAPÍTULO 5

AS POLÍTICAS DE VACINAÇÃO COMO EXPRESSÃO DO BIOPODER

A história da vacinação e a sua legitimação social

A história das vacinas remonta à China antiga, onde os escritos do XI referem uma forma inicial de vacinação, conhecida como "variolização", que consiste na inoculação de pus de varíola para provocar a varíola numa forma atenuada e, assim, imunizar o doente. Esta prática não era isenta de riscos, uma vez que alguns dos vacinados contraíam varíola numa forma grave e acabavam por morrer. A variolização foi introduzida na Europa (na Grã-Bretanha) em 1721. No entanto, a primeira vacina concreta contra a varíola foi descoberta por Jenner, um médico rural inglês que, em 1796, efectuou a sua experiência de imunização com linfa de uma forma de varíola bovina (daí o nome vacina). Jenner teve a ideia depois de ouvir uma camponesa da sua aldeia afirmar que não apanharia a "varíola má" porque já tinha contraído a "varíola das vacas", uma vez que a varíola das vacas era uma doença que produzia uma erupção cutânea no úbere e as vacas leiteiras podiam apanhar esta doença, que as protegia da varíola humana. Jenner passou vinte anos a estudar este fenómeno e a desenvolver um método de imunização, que culminou com a criação de uma nova vacina. da sua vacina. Posteriormente, Louis Pasteur deu um grande passo em frente na história das vacinas ao demonstrar que a administração de uma forma enfraquecida ou atenuada do microrganismo infetante produz uma defesa mais pura do que a introdução de um germe que produz outra doença semelhante à que se pretende prevenir. Desenvolveu vacinas contra a cólera aviária e o carbúnculo, aplicando a sua descoberta da atenuação. Em 1885, administrou a vacina contra a raiva a um rapaz de nove anos; esta experiência foi muito criticada porque implicava a introdução deliberada de um microrganismo mortal no corpo humano, embora se tratasse de um microrganismo enfraquecido, tratado de forma conveniente no seu laboratório, e o êxito da experiência tenha sido estrondoso. O final do século XIX assistiu ao desenvolvimento de microrganismos mortos vacinas contra a febre tifoide, a cólera e a peste, seguido do desenvolvimento da inativação química das toxinas, que conduziu aos primeiros toxoides: o tétano e a difteria. A vacina contra a tuberculose foi desenvolvida em 1909. Outras vacinas desenvolvidas neste período foram a vacina contra a febre amarela (1935) e a vacina contra o vírus da gripe A (1936). A idade de ouro da vacinação começou em 1949. Após a vacina contra a poliomielite, foram desenvolvidas vacinas contra o sarampo, a papeira e a rubéola. A vacina contra a varicela foi desenvolvida na década de 1970 no Japão. Outra vacina de microrganismos vivos introduzida nesta altura foi a vacina contra a febre tifoide, e também se registaram progressos no desenvolvimento de vacinas inactivadas contra a poliomielite, a raiva, a encefalite japonesa e a hepatite A.

Vacinação obrigatória e direitos individuais

A vacinação é um dos instrumentos mais importantes de que o Estado dispõe na conceção de políticas públicas para o cumprimento da sua obrigação de garantir o direito à saúde da população. As suas vantagens residem na erradicação das doenças infecciosas e na garantia de um acesso equitativo da população a este instrumento de prevenção. As desvantagens são as contra-indicações permanentes e as contra-indicações temporárias. As primeiras incluem, a título de exemplo, uma reação alérgica grave (anafiláctica) a uma dose anterior de vacina ou a qualquer dos seus componentes, e hipersensibilidade ou reação alérgica grave a qualquer componente da vacina. Entre estes últimos, mencionamos os casos de gravidez, imunodeficiência e doença aguda em que as vacinas de vírus vivos têm o potencial de causar lesões permanentes ou agravar ainda mais a condição. clínica (Gázquez, 2019). De acordo com a Organização Mundial de Saúde (OMS), uma vacina é qualquer preparação destinada a gerar imunidade contra uma doença, estimulando a produção de anticorpos. Pode ser uma suspensão de microrganismos mortos ou atenuados, ou produtos ou derivados de microrganismos. O método mais comum de administração de vacinas é por injeção, embora algumas sejam administradas por pulverização nasal ou oral. Assim, a vacinação é uma medida que consiste na administração de uma preparação com o objetivo de prevenir a ocorrência de doenças, geralmente infecciosas, causadas pelo microrganismo contra o qual a vacina é administrada; a pessoa vacinada fica assim imunizada contra esse microrganismo específico.

A vacinação obrigatória suscita debates sobre a autonomia e os direitos individuais e tem sido uma questão controversa em muitos países, com alguns a defenderem que é necessária para proteger toda a população, enquanto outros vêem a prática como uma violação das suas liberdades pessoais. Este dilema ético realça a forma como as decisões de vacinação podem ser encaradas a partir de diferentes perspectivas culturais e sociais. Além disso, é essencial considerar a forma como as narrativas sobre as vacinas foram influenciadas por movimentos anti-vacinas que questionam a segurança e a eficácia das vacinas. Estes movimentos reflectem as tensões entre o conhecimento científico e as crenças populares, o que pode complicar ainda mais a implementação efectiva das políticas de vacinação (Orenstein, 2019).

Incentivos, restrições e regulamentação do acesso

A vacinação fixa é uma componente essencial da saúde pública e o seu sucesso depende, em grande medida, da implementação de incentivos adequados para encorajar a participação. Estes incentivos podem ser monetários, como pagamentos em dinheiro ou cartões de oferta, ou incentivos não monetários, como produtos de higiene ou alimentos. Os dados sugerem que os programas de incentivos podem aumentar significativamente as taxas de vacinação, como se observou durante a pandemia de COVID-19, em que foi registado um aumento da intenção de vacinação graças a esses incentivos. No entanto, é fundamental que estes incentivos sejam implementados em conjunto com outras estratégias que facilitem o acesso às vacinas, como o transporte gratuito e a eliminação dos custos associados à vacinação.As restrições também desempenham um papel importante no acesso à vacinação. Em muitos países, existem leis que exigem que determinados grupos populacionais recebam vacinas específicas como parte do Calendário Nacional de Vacinação. Estes regulamentos têm como objetivo garantir que todos os cidadãos têm acesso às imunizações necessárias para proteger a saúde pública. No entanto, é fundamental que estas restrições sejam aplicadas de forma justa e equitativa e não se tornem barreiras para aqueles que enfrentam dificuldades financeiras ou logísticas no acesso aos serviços de saúde. A regulamentação do acesso à vacinação implica o estabelecimento de regras claras para garantir a disponibilidade e o fornecimento adequado de vacinas. As autoridades de saúde devem garantir que as vacinas são acessíveis e gratuitas para todos os cidadãos, eliminando quaisquer custos associados à sua administração. Além disso, é essencial que sejam criados mecanismos para chegar às comunidades vulneráveis e mal servidas, onde o acesso aos serviços de saúde pode ser limitado. Um aspeto crítico da regulação do acesso é a confiança do público nos programas de vacinação. As percepções negativas das vacinas podem dificultar os esforços para aumentar as taxas de imunização. Por conseguinte, é vital que os decisores políticos trabalhem para reforçar esta confiança através de uma comunicação transparente sobre os benefícios e os riscos associados às vacinas. A educação contínua e o envolvimento com as comunidades são instrumentos fundamentais para responder às preocupações e atenuar a desconfiança em relação às intervenções no domínio da saúde. Para maximizar o acesso à vacinação, é necessário considerar uma abordagem global que combine incentivos, regulamentação eficaz e uma estratégia de comunicação forte. Ao fazê-lo, não só aumentará as taxas de imunização, como também contribuirá para a construção de um sistema de saúde mais resistente e equitativo. Esta abordagem deve incluir uma avaliação constante das políticas implementadas e ajustamentos baseados em provas da sua eficácia e aceitação pelo público.

CAPÍTULO 6

ÉTICA E DIREITOS NA GESTÃO DA SAÚDE PÚBLICA

Direitos individuais vs. direitos colectivos em matéria de saúde

O biopoder aplicado à saúde pública levanta uma questão essencial: até que ponto pode o Estado intervir na vida das pessoas para proteger a saúde colectiva? Esta questão tem gerado importantes debates sobre os limites entre os direitos individuais e as necessidades colectivas. O direito à autonomia pessoal permite a cada indivíduo tomar decisões sobre o seu corpo e a sua saúde, enquanto o direito coletivo à proteção da saúde implica que o Estado pode impor determinadas regulamentações para evitar riscos para a comunidade. Em situações como as pandemias, estas tensões são particularmente evidentes, uma vez que a segurança da população pode exigir a limitação de algumas liberdades individuais, como a mobilidade ou a privacidade. Os direitos individuais no domínio da saúde estão estreitamente ligados ao princípio da autonomia. Este princípio defende que cada pessoa tem o direito de tomar decisões sobre a sua própria saúde, incluindo decisões sobre tratamentos médicos, acesso a informações sobre saúde e a opção de recusar determinadas intervenções. A privacidade é também um direito fundamental no contexto dos cuidados de saúde, garantindo que as informações pessoais e médicas dos indivíduos não são partilhadas sem o seu consentimento explícito. Em muitos países, a legislação em matéria de proteção de dados e de direitos humanos apoia a autonomia individual como um pilar básico da relação entre os doentes e os profissionais de saúde. Além disso, os direitos individuais no domínio da saúde também abrangem a igualdade de acesso aos serviços médicos. Todas as pessoas, independentemente da sua origem, género ou situação económica, devem ter a oportunidade de receber os cuidados de que necessitam. No entanto, embora estes direitos sejam fundamentais, entram por vezes em conflito com o bem-estar coletivo quando, por exemplo, a decisão de um indivíduo põe em risco a saúde pública (como no caso das doenças transmissíveis). Os direitos colectivos em matéria de saúde, por outro lado, dizem respeito à proteção do bem-estar da comunidade como um todo. Estes direitos procuram assegurar que toda a população tenha acesso a serviços de saúde adequados, independentemente das suas circunstâncias pessoais ou económicas. No plano coletivo, é dada prioridade à prevenção das doenças, à promoção da saúde pública e à criação de um ambiente saudável para toda a sociedade. As políticas de saúde pública, nomeadamente as aplicadas em situações excepcionais, como as campanhas de vacinação ou as restrições sanitárias durante as pandemias, ilustram como os direitos colectivos podem implicar restrições temporárias dos direitos individuais. Nestes contextos, o bem coletivo pode justificar medidas de saúde pública que limitam temporariamente as liberdades individuais, como o isolamento de pessoas infectadas ou a obrigação de vacinação, a fim de proteger toda a população dos riscos para a saúde. O principal desafio consiste em encontrar um equilíbrio entre as duas abordagens. Por um lado, é essencial proteger os direitos individuais para garantir a autonomia, a privacidade e a dignidade pessoal. Por outro lado, os direitos colectivos devem ser promovidos para garantir que as políticas de saúde pública, como as estratégias de prevenção de doenças e o acesso equitativo aos cuidados de saúde, sejam efetivamente aplicadas para o bem-estar geral.

Em situações de crise sanitária, como uma pandemia, o Estado pode ter de dar prioridade aos direitos colectivos a fim de proteger a saúde da população. Tal pode implicar a imposição de restrições temporárias às liberdades individuais, como o encerramento de fronteiras, quarentenas obrigatórias ou a imposição de medidas de distanciamento social. No entanto, é fundamental que estas medidas sejam proporcionadas, baseadas em provas científicas e aplicadas por um período limitado, para evitar que se tornem um exercício de controlo injustificado sobre os cidadãos.Neste contexto, o conceito de "liberdade condicional" torna-se relevante, uma vez que sugere que o Estado tem a capacidade de regular a liberdade individual quando esta representa um risco potencial para os outros. Exemplos desta abordagem são as quarentenas e as vacinas obrigatórias. No entanto, para que estas medidas não sejam entendidas como um controlo excessivo da vida dos cidadãos, devem ser bem justificadas e aplicadas de forma transparente. A justificação clara das políticas de saúde e a transparência na sua aplicação são fundamentais para evitar que se tornem uma forma de coação ou um abuso de poder por parte do Estado. Tais medidas podem entrar em conflito com o direito à autonomia pessoal, especialmente quando os cidadãos sentem que a sua liberdade de escolha está a ser infringida. Um exemplo claro é a utilização de certificados de vacinação para acesso a determinados locais ou actividades, uma estratégia eficaz para controlar a infeção, mas que pode ser interpretada como uma forma de coerção indireta para que as pessoas sejam vacinadas. Nas sociedades democráticas, estas medidas requerem não só uma justificação clara e fundamentada, mas também um quadro jurídico sólido que explique a necessidade de proteger a saúde colectiva. Isto ajuda a evitar que o biopoder seja visto como um exercício desenfreado de controlo sobre os cidadãos e que, em vez disso, seja entendido como um mecanismo legítimo para o bem comum.

Debates éticos: Autonomia e Biopoder na Saúde Pública

A tensão entre biopoder e autonomia individual coloca um dilema ético de grande relevância no contexto da saúde pública moderna. A autonomia, um valor fundamental nas sociedades contemporâneas, manifesta-se no respeito pelo consentimento informado para o tratamento médico e na liberdade de recusar intervenções sanitárias. No entanto, o exercício do biopoder pode colocar essa autonomia em risco quando são impostas medidas de intervenção que, apesar de visarem o bem-estar coletivo, podem ser percebidas como invasivas ou coercivas, gerando possíveis resistências entre os cidadãos. Um exemplo emblemático desta complexa relação é a vacinação obrigatória, implementada em algumas sociedades como estratégia de proteção da comunidade através da imunidade colectiva. Embora estas políticas de saúde tenham demonstrado ser eficazes na prevenção de doenças, para alguns sectores representam uma violação da liberdade individual, gerando uma rejeição baseada na defesa do direito de decidir sobre o próprio corpo. Durante a pandemia da COVID-19, este conflito tornou-se particularmente evidente, uma vez que em vários países a vacinação foi estabelecida como um pré-requisito para o acesso a espaços públicos, dando origem a um profundo debate ético sobre a autodeterminação e a autonomia pessoal face ao controlo estatal.

Na sua análise ética, Beauchamp e Childress (2013) sublinham a importância dos princípios da autonomia e da justiça na elaboração das políticas de saúde. A autonomia individual, argumentam, pode ser comprometida quando o Estado recorre a medidas restritivas em nome do bem comum, obrigando os indivíduos a escolher entre a sua liberdade de escolha e o bem-estar coletivo. A ética da saúde pública enfrenta, portanto, o desafio de encontrar um equilíbrio entre os direitos individuais e as responsabilidades partilhadas, evitando que o biopoder seja entendido como um exercício de controlo excessivo e autoritário sobre as liberdades pessoais dos cidadãos.

Para atenuar esta tensão, é essencial que os Estados adoptem uma abordagem transparente da comunicação e promovam o diálogo social em torno das suas políticas de saúde. As medidas de saúde pública devem ser comunicadas de forma clara e acessível, com uma fundamentação ética que justifique a sua necessidade e promova a compreensão e o consenso dos cidadãos. Desta forma, o Estado pode implementar políticas que respeitem a diversidade cultural e as preferências individuais e, por sua vez, garantir o bem-estar coletivo, consolidando um quadro de respeito pela autonomia individual no seio de uma sociedade consciente dos seus compromissos e responsabilidades partilhados.

O papel das organizações de direitos humanos

As organizações de direitos humanos desempenham um papel essencial no controlo das políticas de saúde pública, assegurando que as intervenções do Estado respeitam a dignidade e os direitos fundamentais dos cidadãos. O seu trabalho não se limita à vigilância, mas procura também proteger os indivíduos que possam ser desproporcionadamente afectados por políticas como as quarentenas ou a vacinação obrigatória, defendendo a justiça e a equidade no tratamento. Desta forma, estas organizações actuam como um contrapeso ao poder do Estado, impedindo que as políticas de saúde se desviem para práticas autoritárias e garantindo que estão alinhadas com princípios éticos e legais. Durante a pandemia de COVID-19, o papel destas organizações tornou-se particularmente relevante, emitindo recomendações para que as medidas de confinamento, vigilância digital e rastreio de contactos respeitem direitos fundamentais, como a privacidade e a dignidade humana. Este contexto sublinhou a importância de manter o biopoder sob supervisão rigorosa para evitar abusos. Embora o biopoder possa ser eficaz na gestão de emergências de saúde, o seu exercício deve ser controlado para que as políticas públicas não degenerem em práticas de controlo excessivo sobre os cidadãos. A intervenção das organizações de direitos humanos procura precisamente assegurar este equilíbrio, lembrando a necessidade de proteger o bem-estar coletivo sem comprometer os direitos individuais.

O trabalho destas organizações é particularmente crucial em tempos de crise, quando o risco de as políticas de saúde pública ultrapassarem os limites éticos e legais se torna mais latente. Em situações de emergência sanitária, o seu papel é garantir que o Estado não abusa dos instrumentos de vigilância ou de intervenção que, embora criados para fazer face à crise, podem tornar-se mecanismos de controlo social se não forem devidamente regulamentados. As organizações de direitos humanos, ao intervirem nestas questões, actuam como guardiãs da liberdade individual, mantendo o biopoder dentro dos limites da ética e do respeito pelos direitos.

Além disso, estas organizações defendem os interesses dos grupos mais vulneráveis, promovendo a implementação inclusiva e equitativa das políticas de saúde. Ao defenderem aqueles que podem ser desproporcionalmente afectados por medidas de política de saúde, estas organizações estão também a defender os grupos mais vulneráveis. restritivas, estas entidades asseguram que a implementação das políticas públicas respeita a diversidade e a justiça social. Desta forma, reforça-se um quadro de direitos humanos em que se procura o bem-estar coletivo sem comprometer a dignidade e a autonomia de cada indivíduo.

CAPÍTULO 7

BIOENERGIA E NOVAS TECNOLOGIAS NA SAÚDE PÚBLICA

Vigilância e controlo digital da saúde

Nas últimas décadas, o avanço das tecnologias digitais abriu novas portas no domínio da saúde pública. A vigilância digital, entendida como a recolha e análise de dados de saúde em tempo real, promete melhorar substancialmente a qualidade dos cuidados de saúde pública, a eficiência dos sistemas de saúde e a qualidade de vida das pessoas. No entanto, estes avanços tecnológicos também colocam desafios significativos em termos de proteção da privacidade, segurança da informação e autonomia individual. Uma das maiores conquistas da vigilância digital é a sua capacidade de monitorizar a saúde das pessoas em tempo real, permitindo aos profissionais de saúde intervir de forma mais rápida e precisa. Dispositivos como monitores de glicose, rastreadores de atividade física ou aplicações móveis permitem que pacientes e médicos acedam a informações detalhadas sobre o bem-estar dos indivíduos. Esta capacidade de monitorização constante facilita uma abordagem mais proactiva da saúde, em que os primeiros sinais de doença podem ser identificados e as complicações prevenidas antes de se tornarem problemas graves. Por sua vez, a análise de grandes volumes de dados através de algoritmos e modelos preditivos permite antecipar surtos de doenças, optimizando os recursos de saúde pública. A recolha de informação sobre sintomas, padrões de comportamento ou mesmo mobilidade da população permite a deteção precoce de possíveis epidemias. Neste sentido, a vigilância digital não só melhora a resposta a emergências de saúde, como também contribui para um modelo de saúde preventivo, focado na identificação de riscos antes que estes se materializem em problemas graves.

Por exemplo, durante a pandemia de COVID-19, foram implementadas aplicações móveis para rastrear contactos e comunicar potenciais infecções; no entanto, isto suscitou preocupações sobre a vigilância excessiva do Estado

(Zuboff, 2019). Além disso, estas tecnologias tendem a estar disponíveis principalmente para aqueles que têm acesso a dispositivos digitais e a uma Internet fiável, o que pode exacerbar as desigualdades existentes entre diferentes grupos socioeconómicos (Hargittai e Shaw, 2020). Outro benefício destas tecnologias é a otimização dos recursos médicos. Os registos de saúde electrónicos (RSE) permitem um acesso rápido e eficiente aos registos médicos dos pacientes, facilitando a coordenação entre os diferentes serviços médicos e os erros resultantes da falta de informação. Além disso, ao digitalizar os dados, os sistemas de saúde podem utilizar os recursos de forma mais eficiente, afectando-os de acordo com as necessidades e a procura reais.

Inteligência artificial e algoritmos na gestão dos cuidados de saúde

A inteligência artificial (IA) e a utilização de algoritmos tornaram-se ferramentas fundamentais nos sistemas de saúde modernos. A sua integração na gestão dos cuidados de saúde transformou radicalmente a forma como os dados de saúde são processados, analisados e utilizados para a tomada de decisões. Estes avanços permitem não só melhorar a eficiência dos sistemas de saúde, mas também otimizar a resposta a emergências e crises sanitárias, tornando a inteligência artificial um elemento central da estratégia de biopoder do Estado. O conceito de biopoder, cunhado pelo filósofo Michel Foucault, refere-se à forma como os governos exercem o controlo sobre os corpos e as vidas dos cidadãos, utilizando diversas ferramentas tecnológicas, políticas e administrativas. No contexto da saúde, a inteligência artificial e os algoritmos funcionam como extensões deste biopoder, permitindo ao Estado não só monitorizar a saúde pública, mas também prever, gerir e, em alguns casos, influenciar diretamente o comportamento das pessoas para melhorar os resultados em matéria de saúde. A inteligência artificial permite processar e analisar grandes volumes de dados, o que seria humanamente impossível de conseguir em tempo real sem o apoio de algoritmos avançados. Os sistemas de IA são capazes de identificar padrões complexos nos dados, fazer previsões sobre surtos de doenças e otimizar a atribuição de recursos em situações de crise. Por exemplo, durante uma pandemia, os algoritmos podem ajudar a prever a propagação do vírus, identificar os locais com maior necessidade de cuidados médicos, e distribuir de forma mais eficiente os fornecimentos médicos. A este respeito, a IA desempenha um papel crucial na prevenção, na gestão de crises e na monitorização de epidemias. Ao analisar grandes quantidades de dados de saúde em tempo real, as autoridades de saúde podem detetar sinais precoces de doenças infecciosas e agir de forma mais rápida e eficaz. Isto não só melhora a capacidade de resposta a emergências, como também optimiza o tratamento e a distribuição de recursos como medicamentos, equipamento de proteção ou vacinas. Do ponto de vista do biopoder, a inteligência artificial e os algoritmos oferecem ao Estado uma poderosa ferramenta de vigilância da saúde. A recolha e a análise maciças da saúde não só facilitam a tomada de decisões, como também permitem aos governos acompanhar em tempo real o comportamento da população em matéria de saúde. Com esta capacidade de monitorização, os governos podem intervir de forma proactiva, definindo políticas de saúde pública, concebendo campanhas preventivas ou mesmo modificando comportamentos através de incentivos e sanções. Um exemplo claro é a utilização de algoritmos para monitorizar a adesão da população a programas de vacinação ou a tratamentos preventivos. Ao analisar os dados de saúde dos pacientes, o Estado pode identificar grupos de risco, personalizar as intervenções e conceber políticas mais eficazes. No entanto, este poder de monitorização também suscita preocupações quanto à privacidade e ao controlo social. Se não forem devidamente geridas, as tecnologias de IA podem ser utilizadas para exercer um controlo excessivo sobre a vida dos indivíduos, criando um ambiente em que as pessoas se sintam constantemente vigiadas.

Riscos e desafios da tecnologia da bioenergia

A incorporação da tecnologia nos sistemas de saúde e na gestão da vida humana abriu novas dimensões no exercício do biopoder, um conceito que Michel Foucault definiu como a forma como os governos exercem controlo sobre corpos e as vidas dos indivíduos. Através de vários instrumentos tecnológicos, políticos e administrativos, o biopoder procura regular e gerir a saúde das populações e, em muitos casos, influenciar o comportamento e as decisões dos cidadãos. Os avanços na inteligência artificial, nos algoritmos preditivos e na análise maciça de dados estão a revolucionar a gestão dos cuidados de saúde, mas também apresentam perigos inerentes que, se não forem devidamente tratados, podem comprometer princípios fundamentais como a privacidade, a autonomia e a equidade.

1. Vigilância e controlo social

Um dos riscos mais óbvios da tecnologia aplicada à gestão da saúde é a expansão da vigilância da população. Os avanços na recolha de dados através de dispositivos de saúde, aplicações móveis e sistemas de rastreio permitem aos governos monitorizar em tempo real não só as condições de saúde dos indivíduos, mas também os seus comportamentos e hábitos. Embora isto possa ser útil para prevenir surtos de doenças ou melhorar a gestão de recursos em crises sanitárias, também cria uma sensação de controlo que pode minar a autonomia pessoal.

O biopoder é exercido, em parte, através desta capacidade de vigilância em massa. Sem um quadro regulamentar claro para proteger os direitos individuais, a utilização de tecnologias de localização pode tornar-se uma forma de controlo social. Em vez de ser uma ferramenta ao serviço do bem-estar coletivo, a recolha de dados em massa pode ser utilizada para manipular comportamentos ou para impor regulamentações sanitárias que afectem excessivamente a liberdade individual.

2. Perda de privacidade e autonomia

A recolha maciça de dados relativos à saúde apresenta sérios riscos para a privacidade e o controlo pessoal. Os dados sensíveis podem ser indevidamente utilizados ou expostos, afectando a segurança dos doentes. Além disso, a utilização de algoritmos para impor padrões de comportamento ou penalizar hábitos "de risco" pode reduzir a autonomia individual, fazendo com que as decisões em matéria de saúde não sejam inteiramente suas, mas determinadas por sistemas digitais.

3. Discriminação e preconceitos algorítmicos

Os algoritmos de saúde, embora eficazes, podem perpetuar preconceitos pré-existentes nos dados em que são treinados, o que pode levar à discriminação indireta de grupos vulneráveis, como as minorias raciais ou as pessoas com acesso limitado aos cuidados de saúde. Esta discriminação algorítmica nem sempre é óbvia, mas os seus efeitos são profundos e podem aprofundar as desigualdades existentes no acesso aos cuidados de saúde. Por exemplo, um algoritmo de diagnóstico baseado em dados históricos pode não ter em conta as disparidades no acesso aos cuidados de saúde entre diferentes grupos, dando prioridade a certos doentes e prejudicando outros. Esta situação pode fazer com que as pessoas de comunidades marginalizadas, que não têm acesso regular a cuidados de saúde, sejam subvalorizadas, amplificando as desigualdades estruturais e aprofundando o fosso no acesso aos cuidados de saúde.

4. Exclusão digital e desigualdade de acesso

O fosso digital é um desafio fundamental no contexto do biopoder e da saúde digital. Embora as novas tecnologias prometam melhorar o acesso e a qualidade dos cuidados de saúde, nem todos os cidadãos têm as mesmas oportunidades de beneficiar delas. Factores como a falta de acesso a dispositivos electrónicos, ligações fiáveis à Internet ou a disponibilidade de serviços em zonas rurais ou comunidades com baixos rendimentos colocam certas populações em desvantagem em relação às que têm acesso a estas tecnologias.

Esta exclusão digital não só limita o acesso aos benefícios da saúde digital, como também amplifica as desigualdades socioeconómicas existentes. Em vez de reduzir as disparidades, a tecnologia pode aprofundar as lacunas na qualidade dos cuidados disponíveis, criando uma nova forma de desigualdade no acesso à saúde. Assim, o biopoder não se exerce apenas através do controlo dos dados, mas também através do controlo das ferramentas necessárias para aceder e participar plenamente no sistema de saúde digital.

5. A dependência tecnológica e a desumanização dos cuidados

A crescente dependência das tecnologias da saúde pode levar à desumanização dos cuidados de saúde. Embora os algoritmos melhorem a eficiência, o tratamento impessoal e a automatização excessiva podem corroer a relação de confiança entre os doentes e os profissionais de saúde. A concentração nos dados pode reduzir o doente a um conjunto numérico, em vez de considerar o seu contexto humano e emocional, afectando a qualidade dos cuidados e a satisfação dos doentes.

Por conseguinte, é essencial encontrar um equilíbrio entre a utilização da tecnologia e a preservação do aspeto humano dos cuidados de saúde.

6. Concentração de poder e privacidade dos dados

O acesso maciço a dados pessoais por parte de grandes empresas tecnológicas acarreta riscos de concentração de poder e de privatização da saúde. Estas empresas podem utilizar os dados não só para melhorar a saúde pública, mas também para gerar lucros comerciais através da venda de informações pessoais sem o devido consentimento. Sem uma regulamentação clara sobre a gestão destes dados, os cidadãos estão expostos à utilização abusiva das suas informações privadas por actores com fins lucrativos.

7. Desafios éticos e regulamentares

Por último, um dos maiores desafios do biopoder digital é a falta de regulamentação ética e jurídica. A tecnologia está a avançar rapidamente, mas a legislação fica muitas vezes para trás, deixando os cidadãos vulneráveis a abusos. A ausência de quadros regulamentares claros sobre a utilização de dados pessoais, a transparência dos algoritmos e o controlo das decisões automatizadas pode resultar num ambiente em que os direitos fundamentais dos indivíduos são comprometidos.

É fundamental que os governos, as instituições e os profissionais de saúde trabalhem em conjunto para desenvolver quadros éticos e regulamentares que garantam que as tecnologias são utilizadas de forma justa, responsável e em benefício de toda a sociedade.

CAPÍTULO 8

PERSPECTIVAS FUTURAS NO DOMÍNIO DA SAÚDE PÚBLICA E DA BIOENERGIA

Saúde pública num mundo globalizado

A globalização transformou todos os aspectos da vida humana, incluindo a saúde pública. Num mundo interligado, os avanços tecnológicos, a mobilidade internacional e o intercâmbio de informações deram origem a novas oportunidades e, ao mesmo tempo, a novos desafios na gestão da saúde. As doenças já não reconhecem fronteiras e, à medida que as interações globais aumentam, as questões de saúde ultrapassam as fronteiras nacionais, afectando tanto os países desenvolvidos como os países em desenvolvimento. Um dos maiores desafios da saúde pública contemporânea é a rápida propagação das doenças infecciosas. Num mundo em que as pessoas viajam mais do que nunca, as epidemias podem atravessar continentes numa questão de dias. Exemplos recentes, como a pandemia de COVID-19, o surto de Ébola em África ou a propagação do vírus Zika na América Latina, puseram em evidência a vulnerabilidade das nossas sociedades às ameaças globais para a saúde. Estas crises revelam a necessidade de uma cooperação internacional efectiva, uma vez que as respostas às emergências sanitárias devem ser rápidas e coordenadas entre as nações.

Apesar dos avanços significativos no domínio da medicina e da saúde pública, as desigualdades no acesso aos cuidados de saúde continuam a ser um obstáculo fundamental. Enquanto alguns países têm acesso rápido a vacinas, tratamentos inovadores e tecnologias médicas de ponta, muitos outros enfrentam dificuldades monumentais para garantir cuidados básicos às suas populações. Esta disparidade não é apenas um reflexo das diferenças económicas, mas também uma manifestação de fracturas globais que sublinham a necessidade urgente de uma abordagem inclusiva e equitativa para enfrentar as crises sanitárias mundiais.

Neste contexto, a globalização desempenha um papel crucial. Embora tenha gerado avanços no acesso a tecnologias e tratamentos em muitas partes do mundo, também aprofundou as desigualdades. Os determinantes sociais da saúde, como o acesso à educação, ao emprego, à segurança social, à habitação e ao ambiente, foram profundamente afectados pela globalização. influenciados pela expansão global. Em muitos países, as disparidades económicas aumentaram, criando um fosso ainda maior entre os que têm acesso a serviços de saúde de qualidade e os que não têm. As más condições de vida, a pobreza, a subnutrição e a falta de acesso a água potável ou a serviços básicos de saúde continuam a ser alguns dos problemas mais persistentes da saúde pública mundial. Uma das grandes promessas que a globalização traz consigo é o acesso às novas tecnologias no domínio da saúde. Ferramentas como a telemedicina, os sistemas de informação sobre saúde e a utilização de grandes volumes de dados oferecem enormes oportunidades para monitorizar, diagnosticar e tratar doenças de forma mais eficiente, mesmo nas zonas mais remotas e mal servidas do mundo. Estes avanços têm o potencial de reduzir as desigualdades, permitindo uma ligação mais fácil e rápida entre os doentes e os serviços médicos, independentemente da sua localização geográfica. No entanto, esta promessa é limitada pelas desigualdades no acesso à tecnologia. Em muitas regiões, especialmente nos países, as infra-estruturas digitais continuam a ser inadequadas. A falta de acesso a uma Internet de qualidade ou a dispositivos adequados limita as oportunidades de as pessoas beneficiarem destas inovações. Em vez de ser um fator de igualdade, a tecnologia pode acabar por alargar o fosso, exacerbando as desigualdades pré-existentes. As zonas rurais, os idosos ou as pessoas em situação vulnerável são particularmente afectados, pois são os que mais lutam para aceder a estes avanços tecnológicos que poderiam, em princípio, melhorar a sua saúde e qualidade de vida.

Neste sentido, a globalização tem exacerbado as desigualdades, criando novos obstáculos para aqueles que já se encontram em situação de vulnerabilidade. Se a tecnologia e os avanços científicos podem ser ferramentas poderosas, o seu impacto é condicionado pelas barreiras socioeconómicas que continuam a marcar a realidade de muitas populações. As oportunidades oferecidas pelas inovações devem ser acompanhadas de políticas públicas inclusivas que garantam que os benefícios cheguem a todos, sem deixar para trás os mais desfavorecidos. A desigualdade no acesso aos cuidados de saúde continua a ser um desafio crítico no mundo globalizado. Para enfrentar eficazmente as crises sanitárias mundiais, é necessário aplicar uma abordagem que tenha em conta não só as inovações tecnológicas, mas também as desigualdades económicas e sociais que condicionam o acesso à saúde. A globalização deve ser vista como uma oportunidade para reduzir o fosso em vez de o aumentar, mas apenas se as desigualdades que condicionam o acesso à saúde e à tecnologia forem corretamente geridas. O caminho para uma saúde global equitativa não passa apenas pelo acesso aos medicamentos e à tecnologia, mas também pela melhoria das condições, da educação e da redução da pobreza. As políticas públicas devem garantir que os avanços na saúde sejam acessíveis a todos, independentemente da sua origem ou recursos. A saúde não pode ser um luxo para poucos, mas um direito básico para todos os seres humanos.

Políticas de bioenergia no contexto das alterações climáticas

As alterações climáticas são um dos maiores desafios de saúde pública do futuro e exigem uma expansão das políticas de biopotência para fazer face às suas múltiplas e profundas consequências. As alterações do clima e das condições ambientais estão a conduzir a um aumento da incidência de doenças transmitidas por vectores, como o dengue e a malária, que se desenvolvem em ambientes cada vez mais quentes e húmidos. Além disso, fenómenos como as ondas de calor extremas, a escassez de água e a deslocação de populações devido a fenómenos meteorológicos extremos sobrecarregam os sistemas de saúde e geram novos riscos que o Estado tem de gerir. Perante estes desafios, é essencial desenvolver políticas de adaptação e de atenuação que protejam a saúde das comunidades num ambiente cada vez mais vulnerável às alterações climáticas. A luta contra as alterações climáticas também suscita a necessidade de alterar certos padrões de comportamento coletivo, nomeadamente em termos de consumo de recursos e de práticas poluentes. A bioenergia, neste contexto, pode desempenhar um papel fundamental na sensibilização e educação ambiental, orientando os cidadãos para hábitos mais sustentáveis que minimizem o impacte ambiental e protejam a saúde pública. O Estado, neste sentido, tem o potencial de regular e incentivar práticas que favoreçam uma utilização responsável dos recursos naturais e contribuam para reduzir os efeitos nocivos das alterações climáticas. Desta forma, promove uma mudança cultural que procura integrar a sustentabilidade nas decisões quotidianas das pessoas , lançando as bases para uma convivência mais harmoniosa com o meio natural.Para responder adequadamente aos desafios de saúde colocados pelas alterações climáticas, é crucial antecipar o impacto destas dinâmicas nas futuras políticas públicas de saúde. De acordo com Kickbusch (2016), esta abordagem requer não só a implementação de medidas de saúde tradicionais, mas também a exploração de modelos alternativos que incorporem a equidade social e a inclusão da comunidade como princípios fundamentais. políticas poderiam garantir que as intervenções do Estado respondem às necessidades das populações mais vulneráveis e promovem o acesso equitativo aos recursos e aos cuidados de saúde. Além disso, a complexidade das questões relacionadas com a saúde e as alterações climáticas exige uma abordagem intersectorial que integre diversas perspectivas, promovendo o diálogo entre sectores como o ambiente, a economia e as infra-estruturas. Só através da colaboração e da compreensão destes múltiplos ângulos será possível desenvolver uma saúde pública que não só responda aos desafios actuais, mas também antecipe as questões emergentes decorrentes das alterações climáticas. Esta abordagem holística permite que as políticas de saúde pública não se limitem a tratar sintomas isolados, mas abordem as causas subjacentes e reforcem a resiliência das comunidades face às mudanças que já estão a transformar o planeta.

O futuro do biopoder na ética e na governação

O futuro do biopoder na saúde pública dependerá em grande medida da sua capacidade de enfrentar os desafios éticos e de se adaptar às crescentes exigências de transparência, justiça e equidade na governação da saúde. A crescente integração das tecnologias digitais, a monitorização constante da saúde e a utilização de sistemas automatizados oferecem grandes oportunidades para melhorar a saúde pública. No entanto, também colocam sérios riscos relacionados com a privacidade, a autonomia e a justiça social. Para que o biopoder seja eficaz na proteção da saúde colectiva, é crucial estabelecer limites claros para a sua aplicação e assegurar um controlo independente por parte de organismos externos e da sociedade civil. A governação da saúde pública deve basear-se em princípios fundamentais como a transparência, a participação dos cidadãos e a equidade, permitindo que as pessoas compreendam e tenham uma palavra a dizer sobre as políticas que afectam as suas vidas e a sua saúde. Num mundo interdependente, o biopoder deve evoluir para um instrumento que não só proteja a saúde, mas também respeite e promova os direitos humanos e a justiça social. Esta evolução garantirá a legitimidade do biopoder nas sociedades democráticas e a eficácia das suas políticas no combate às desigualdades na saúde.

medida que os sistemas tecnológicos desempenham um papel cada vez mais crucial na gestão da saúde, surgem dilemas éticos que exigem um debate aprofundado. As decisões sobre a saúde das pessoas não devem ser apenas técnicas ou administrativas; devem basear-se em princípios éticos que respeitem a autonomia, a privacidade, a justiça e a responsabilidade. Os avanços tecnológicos, como a inteligência artificial no diagnóstico e a saúde digital, podem trazer benefícios, mas devem ser implementados com uma abordagem que preserve os direitos individuais e não se tornem instrumentos de controlo. A reflexão ética sobre o poder que os actores envolvidos (governos, instituições de saúde e empresas de tecnologia) têm sobre a vida e o bem-estar dos cidadãos é essencial para garantir que o biopoder seja utilizado de forma justa e responsável. No centro do biopoder do futuro estará a construção de uma governação global da saúde, em que os países trabalhem em conjunto para criar um sistema de saúde inclusivo e equitativo. Esta colaboração global deve procurar reduzir as desigualdades no acesso aos serviços de saúde, promovendo um acesso equitativo às tecnologias e tratamentos para todos os sectores da população, independentemente da sua localização geográfica ou estatuto socioeconómico. A tecnologia e a inovação na saúde devem ser instrumentos ao serviço do bem-estar humano e não meios para exercer controlo ou vigilância sobre as pessoas. Além disso, as tecnologias da saúde devem ser concebidas e regulamentadas no âmbito de um quadro ético que dê prioridade aos direitos e às necessidades dos indivíduos. Esta abordagem implica uma ética do cuidado, em que as intervenções tecnológicas são implementadas com uma consciência crítica das suas implicações éticas, sociais e políticas. O biopoder deve ser uma força motriz para melhorar a qualidade de vida, mas sem sacrificar a autonomia e a dignidade das pessoas. Se forem bem geridos, estes instrumentos podem contribuir para a criação de uma saúde mais humanizada, em que a proteção da saúde e o bem-estar coletivo não se tornem uma forma de opressão, mas um meio de reforçar a saúde de toda a população.

REFERÊNCIAS

Assembleia Nacional na Assembleia Nacional da Nicarágua. (2007). Lei Geral de Saúde. http://legislacion.asamblea.gob.ni/Normaweb.nsf/($All)/FF82EA58EC7C712E06257 0A1005810E1

Agamben, G. (2024). Homo sacer. Poder soberano e vida nua. Adriana Hidalgo Editora. https://books.google.es/books?hl=es&lr=&id=T9oJEQAAQBAJ&oi=fnd&pg=PT6&dq=related:CtB9NTImN9gJ:scholar.google.com/&ots=AeQI6J4ci2&sig=2q83ybOFMI 2-w_gp7V7kk87GAFo

Beauchamp, T., & Childress, J. (2013). Princípios de ética biomédica (7ª ed.). Oxford University Press. https://www.unprofesor.com/filosofia/principios-de-etica- biomedicine-of-beauchamp-and-childress-summary-and-conclusions/

Crawford, R. (2006). A saúde como uma prática social significativa: The role of the state in health promotion and the management of risk in the United States and Canada since the mid-20th century. Social Science & Medicine, 62(2), 293-302. https://journals.sagepub.com/doi/abs/10.1177/1363459306067310

Campos Fernández, E. (2010). Historia de la sexualidad 1: La voluntad del saber de Michel Foucault. Sapiens, 11(1), 231-233. http://ve.scielo.org/scielo.php?script=sci_arttext&pid=S1317-58152010000100014Esposito, R. (2012). Imunidade, comunidade, biopolítica. As Torres de Lucca: revista internacional de filosofia política, 1(1), 101-114. https://dialnet.unirioja.es/servlet/articulo?codigo=4588647

Ertl, H. C., Zaia, J., Rosenberg, S. A., June, C. H., Dotti, G., Kahn, J.& Strome, S. E. (2011). Considerações sobre a aplicação clínica de células T com recetor de antigénio quimérico: observações de um Simpósio do Comité Consultivo de ADN recombinante realizado em 15 de junho de 2010. Investigação sobre o cancro, 71(9), 3175-3181.

https://aacrjournals.org/cancerres/article-abstract/71/9/3175/575477

Foucault, M. (2009). Nascimento da biopolítica: curso no Collège de France (1978-1979) (Vol. 283). Editions Akal. https://books.google.es/books?hl=es&lr=&id=tvgjUSb1WG4C&oi=fnd&pg=PA4&dq=The+birth+of+biopoli%C3%ADtica.+Fund+of+Econ%C3%B3mica.&ots=9_-36jfwud&sig=rsGl5v1NspnWI6ehJWdkWDQ1AY4

García, A., & González, M. (2015). Educação e biopolítica: Uma análise crítica. Revista de Estudios Sociales, 54, 110-123. https://revistas.unal.edu.co/index.php/index/login?source=%2Findex.php%2Festudios-sociales%2Farticle%2Fview%2F48705

Gázquez, M. Y. (2019). Direito, saúde e políticas públicas. Vacinação. Posições a favor e contra. Revista Derecho y Salud, 3(3), 62-75. https://revistas.ubp.edu.ar/index.php/rdys/article/view/59

González, F. M., & Jiménez, M. C. (2018). O método de Hanlon, uma ferramenta metodológica para priorizar necessidades e problemas de saúde. Uma perspetiva operacional para o diagnóstico de saúde. Vertientes. Revista especializada em ciências da saúde, 21(1-2), 42-49. https://revistas.unam.mx/index.php/vertientes/article/view/72839

Hargittai, E., & Shaw, A. (2020). Cuidado com a lacuna: The interplay between digital inequality and health disparities during COVID-19 pandemic in the U.S. Health Affairs, 39(10), Article1685. https://www.healthaffairs.org/doi/full/10.1377/hlthaff.2020.00897

Kickbusch, I., Allen, L., & Franz, C. (2016). Os determinantes comerciais da saúde. The Lancet Global Health. https://www.thelancet.com/journals/langlo/article/PIIS2214-109X(16)30217-0/fulltext.

López-Acuña, D., Muñoz, F., & Halverson, P. (2014). As funções essenciais da saúde pública: Um tema emergente nas reformas do sector. Rev Panam Salud Pública, 8(1/2), 1-12. https://www.scielosp.org/pdf/rpsp/v8n1-2/3012.pdf

Muñoz, F., López-Acuña, D., Halverson, P., et al. (2000). As funções essenciais da saúde pública: Um tema emergente nas reformas do sector da saúde. Rev Panam Salud Pública, 8(1/2), 1-12. https://www.scielosp.org/pdf/rpsp/v8n1-2/3012.pdf

Mengue, P. (2022). Biopoder na era da pandemia. Revista latinoamericana de filosofía, 48(2), 1-10. http://www.scielo.org.ar/scielo.php?pid=S1852-73532022000200001&script=sci_arttext

Orenstein, W.A., et al. (2019). O papel da vacinação na prevenção de surtos de doenças em crianças. Pediatria, 144(2), Artigo e20193473. https://ve.scielo.org/scielo.php?script=sci_arttext&pid=S1316-71382012000100006.OMS.(1946). Constituição da Organização Mundial da https://www.who.int/es/about/governance/constitution https://www.who.int/es/about/governance/constitution https://www.scielosp.org/article/ssm/content/raw/?resource_ssm_path=/media/assets/r bepid/v16n1/1415-790X-rbepid-16-01-0003.pdf

Oñate, B., Vilahur, G., Ferrer-Lorente, R., Ybarra, J., Díez-Caballero, A., Ballesta-López, C., & Badimon, L. (2012). O reservatório de tecido adiposo subcutâneo de células-tronco funcionalmente ativas é reduzido em pacientes obesos. The FASEB Journal, 26(10), 4327-4336. https://faseb.onlinelibrary.wiley.com/doi/abs/10.1096/fj.12-207217

Rodríguez Milord, D. (2014). Vigilância em saúde pública, um instrumento para a eficiência e sustentabilidade do sistema de saúde cubano. Revista Cubana de Higiene y Epidemiología, 52(3), 286-289.http://scielo.sld.cu/scielo.php?pid=S1561-30032014000300001&script=sci_arttext&tlng=pt

Zuboff, S. (2019, janeiro). Capitalismo de vigilância e o desafio da ação coletiva. Em New labor forum (Vol. 28, No. 1, pp. 10-29). Sage CA: Los Angeles, CA: SAGE Publications. https://journals.sagepub.com/doi/abs/10.1177/1095796018819461

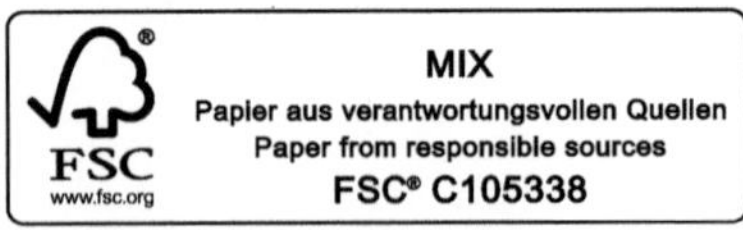

Printed by Books on Demand GmbH, Norderstedt / Germany